BEI GRIN MACHT SICH IHR
WISSEN BEZAHLT

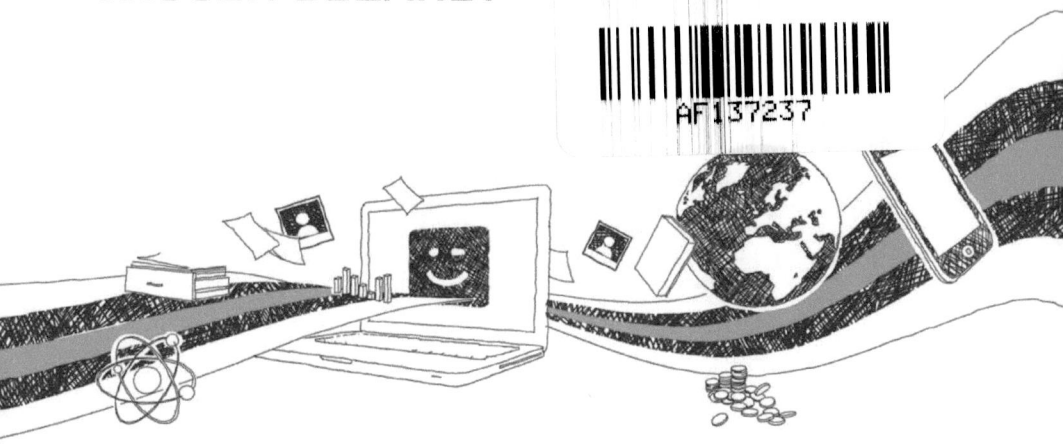

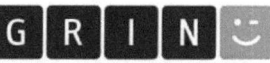

Bibliografische Information der Deutschen Nationalbibliothek:

Die Deutsche Bibliothek verzeichnet diese Publikation in der Deutschen National-
bibliografie; detaillierte bibliografische Daten sind im Internet über http://dnb.d-
nb.de/ abrufbar.

Impressum:

Copyright © 2017 GRIN Verlag
Druck und Bindung: Books on Demand GmbH, Norderstedt Germany
ISBN: 9783346083104

Dieses Buch bei GRIN:

https://www.grin.com/document/511726

Christin Blachetta

Alzheimer-Demenz. Krankheitsentstehung, Symptomatik und Behandlung

GRIN Verlag

GRIN - Your knowledge has value

Der GRIN Verlag publiziert seit 1998 wissenschaftliche Arbeiten von Studenten, Hochschullehrern und anderen Akademikern als eBook und gedrucktes Buch. Die Verlagswebsite www.grin.com ist die ideale Plattform zur Veröffentlichung von Hausarbeiten, Abschlussarbeiten, wissenschaftlichen Aufsätzen, Dissertationen und Fachbüchern.

Besuchen Sie uns im Internet:

http://www.grin.com/

http://www.facebook.com/grincom

http://www.twitter.com/grin_com

Medical School Berlin

Hochschule für Gesundheit und Medizin

Alzheimer-Demenz

Christin Blachettta

Inhaltsverzeichnis

1. Einleitung

„Die Erinnerung ist das einzige Paradies, aus dem wir nicht vertrieben werden können".[1]

(Johann Paul Friedrich Richter; 1763 – 1825)

Viele Menschen kennen das Gefühl, sich nicht mehr an bestimmte Situationen oder Tagesereignisse erinnern zu können. Doch was ist, wenn die Vergesslichkeit zum Alltag wird? Wenn es dem Gehirn nicht mehr gelingt, sich Dinge zu merken oder sich ein Mensch nicht mehr orientieren kann bzw. andere Menschen nicht mehr erkennt? Nach einer Einschätzung des „Alzheimer Disease International" sind global betrachtet etwa 24 Millionen Menschen von einer Demenz betroffen. Gegenwärtig leben davon etwa 1,5 Millionen Demenzkranke in Deutschland. Basierend auf einer Vorausberechnung der Bevölkerungsentwicklung der Bundesrepublik Deutschland, gibt es Zahlen die besagen, dass im Jahre 2030 mit 2,5 Millionen Betroffenen zu rechnen ist. Mehr als 10% der über 75–jährigen leiden an Alzheimer und bei den 85–jährigen liegt der Prozentsatz zwischen 20 – 50%. Langsam und unaufhaltsam verlieren die Betroffenen ihr Gedächtnis sowie den Bezug zur Realität und zu sich selbst. Dabei könnte dieser Prozess auch als Rückentwicklung vom normalen Menschen zum Säugling betrachtet werden. Der Betroffene lebt mit zunehmenden Gedächtnisverlust immer mehr in der Vergangenheit und wird aus seiner Gegenwart gerissen. Die Alzheimererkrankung birgt nicht nur Einschnitte und Veränderungen für das Leben des erkrankten Menschen sondern auch für deren Angehörige. Gekennzeichnet sind Alzheimer-Demenzen (lat. Demenz „ohne Geist") durch allmähliche, dauerhafte Verschlechterung kognitiver Fähigkeiten, welche sich nicht auf vorübergehende äußerliche Einflüsse zurückzuführen lassen. Sprache, Aufmerksamkeit, visuell – räumliche Orientierung und exekutive Funktionen, wie planerisches Denken, sind hierbei betroffen. Erstmalig wurde Alzheimer von dem Nervenarzt Alois Alzheimer, nachdem die Erkrankung benannt wurde, beschrieben, was im nächsten Kapitel näher erläutert wird.

---

[1] Zitat; Quelle: http://www.aphorismen.de/zitat/14721

3

2. Alois Alzheimer – über die Entdeckung einer Krankheit

Als Sohn eines Notars wurde Alois Alzheimer in Markbreit am 14. Juni 1864 geboren. Nach seinem Humanmedizinstudium begann Alzheimer als Assistenzarzt in der „Städtischen Anstalt für Irre und Epileptische" in Frankfurt am Main zu arbeiten. Während seiner Arbeit beobachtete Alois Alzheimer Patienten und stellte schließlich die These auf, dass es sich bei rasch verschlimmernder Gedächtnisschwäche um eine Krankheit handeln müsse. Unter anderem behandelte Alzheimer die 51–jährige Patientin Auguste Deter, welche sich lediglich an ihren Vornamen erinnern konnte. Sein erstes Gespräch mit Auguste wurde wie folgt dokumentiert:

Alzheimer: „Wie heißen Sie?"

Auguste: „ Auguste."

Alzheimer: „Familienname?"

Auguste: „Auguste."

Alzheimer: „Wie heißt Ihr Mann?"

Auguste: „Ich glaube Auguste."

Alzheimer: „Ihr Mann?"

Auguste: Ach so, mein Mann..."

Alzheimer: „Sind Sie verheiratet?"

Auguste: „Zu Auguste."[2]

In folgenden mehrtägigen Befragungen hielt Alzheimer jedes Wort seiner Patientin fest. Obwohl zum damaligen Zeitpunkt die sprachlichen und intellektuellen Fähigkeiten, sowie die Reflexe und Organfunktionen geprüft wurden, stelle Alzheimer mit seinen Kollegen keine Diagnose. Fünf Jahre später verstarb die Patientin und Alzheimer sezierte das Gehirn und entdeckte einen sonderbaren Krankheitsverlauf. Größere Teile der Hirnrinde, welche für die Orientierung, das Gedächtnis und für das Gefühlsleben verantwortlich sind, waren stark verändert. Zudem fand Alois Alzheimer verfilzte Faserbündel, Eiweißablagerungen (welche Jahrzehnte später als anomales Protein identifiziert wurde, auch Amyloid genannt) und tote Nervenzellen, wobei nur einige Fortsätze der Nervenzellen den Verfall überdauert hatten. Außerdem konnte Alzheimer erstmals mit einem

---

[2] Zitatende; Quelle: https://www.dasgehirn.info/entdecken/Kopf_und_Inhalt/alois-alzheimer-2013-irrenarzt-mit-mikroskop-7907

neuartigen Färbemittel eine Veränderung der Neurofibrillen nachweisen. Alois Alzheimers Fallstudie "Eine eigenartige Krankheit der Hirnrinde" veröffentlichte er 1906, welche dann zunächst archiviert und vergessen wurde. Ebenfalls präsentierte Alzheimer 1906 seine Ergebnisse auf der „Versammlung südwestdeutscher Irrenärzte" bei der viele bedeutende Wissenschaftler anwesend waren, wie beispielsweise die Namengeber für Phänomene wie die Binswanger-Krankheit (Otto Binswanger), das Bumkesche Zeichen (Oswald Bumke), oder die Döderleinschen Drüsen (Albertz Döderlein). Alzheimers Vortrag wurde von ihnen als unwichtig empfunden bzw. es wurden keine weiteren Nachfragen gestellt, da mehr Bedeutung auf neue wissenschaftliche Erkenntnisse gelegt wurde. Erst ein Jahr später erschien etwas zu seinem Vortrag in einem Fachmagazin.

1911 untersuchte Alois Alzheimer das Gehirn seines verstorbenen Patienten Johann F und fand ebenfalls auffällige Veränderungen. Dabei stellte Alzheimer eine gleichartige Gewebsveränderung des Gehirns fest, welche auch bei Fällen von Demenz vorhanden waren. Er kommt schließlich zu der Überzeugung, dass die Demenz eine langsam verlaufende und eine spät einsetzende Variante ist, wie die von ihm 1906 beschrieben Krankheit seiner Patientin Auguste Deter.

In den Lehrbüchern wurde diese Erkrankung mit wenigen Zeilen abgetan und galt noch ein dreiviertel Jahrhundert später als eine exotische, selten auftretende Altersdemenz (Altersschwachsinn), obwohl zur damaligen Zeit allein in Deutschland Hunderttausende von Alzheimer betroffen waren. Aufmerksamkeit bekam diese Erkrankung schlussendlich erst durch eine steigende allgemeine Lebenserwartung und die dadurch erhöhte Zahl an Neuerkrankungen. Am 19. Dezember 1915 verstarb Alois Alzheimer in Breslau an einer Infektionskrankheit. Die neuropathologischen Begutachtungen, welche Alzheimer in den 90-er Jahren beschrieb, passen in das heutige Konzept der Alzheimer'schen Krankheit und bieten den Ausgangspunkt für die Suche nach der Ursache, welche im folgenden Kapitel näher erläutert werden soll.

3. Krankheitsentstehung

3.1 Genetik und Histopathologie

Bis heute ist die genaue Krankheitsentstehung noch ungeklärt. Diskussionen über die Entstehung von Alzheimer-Demenz basieren vor allem auf genetische Faktoren und einer Störung des Neurotransmitterhaushaltes. Schätzungsweise haben 5 bis 10% aller Alzheimer-Demenz-Patienten erstgradig Verwandte Erkrankte, bei denen ein früher oder später Krankheitsbeginn festgestellt wurde. Demnach ist diese Gruppe genetisch heterogen. Zuzüglich dessen wurden bei Alzheimer-Kranken genetische Veränderungen auf den Chromosomen 1, 14 und 19 entdeckt. Hierbei wurde bei einer sehr kleinen Untergruppe (ca. 1-3%) der familiären Alzheimer-Demenz eine Mutation des APP[3] Gens auf Chromosom 21gefunden. Jedoch zeigte sich bei der Mehrheit (ca. 70%) der familiären Alzheimer-Demenz-Patienten, dass eine Mutation des Präsenilin-1 (PS-1) Gens bei den Chromosom 14 zum größten Teil autosomal dominant vererbt wird. Weiterhin wurde bei einigen Familien eine Mutation auf dem Chromosom 1 des Präsenilin-2 (PS-2) Gens nachgewiesen. Bei allen drei Defekten handelt es sich um eine autosomal-dominante Mutation, welche bereits in einem frühen Lebensalter zum Ausbruch der Krankheit führt, wobei jeder Defekt mit einem unterschiedlichen Manifestationsalter verbunden ist. Das Manifestationsalter bei PS-1 liegt bereits zwischen 30-40 Jahren. Weiterhin ist das Manifestationsalter der Mutation APP zwischen 40-50 Jahren und bei der Mutation PS-2 zwischen 50-65 Jahren.

Ein Großteil der Alzheimer-Demenz-Patienten (ca. 90%) leidet an einer späten Form der Alzheimer-Demenz. Hierbei handelt es sich um eine Erkrankung, bei der es Hinweise auf eine genetische Prädisposition[4] gibt. Hierbei kommen über 30 mögliche Genloci[5] infrage, welches unter anderem das Apolipoprotein E (ApoE) Gen ist. In diesem Zusammenhang wurde am besten das ApoE untersucht. Hierbei kommt das ApoE-Gen in drei Varianten vor, welche als ε2, ε3 und ε4 benannt werden. wobei das

---

[3] Begriffserklärung „APP": ist die Abkürzung für das Amyloid-Vorläufer-Protein
[4] Begriffserklärung „Prädisposition": darunter wird die Empfänglichkeit des Organismus für eine bestimmte Krankheit verstanden.
[5] Begriffserklärung „Genloci": ist im Genom die physische Position von einem Gen.

ApoEε4 für die Alzheimer-Demenz einer der wichtigsten Risikofaktoren darstellt, da bei dem Abbau von ApoEε4 vermehrt toxische Fragmente entstehen, welche in den Energiestoffwechsel der Mitochondrien greifen bzw. diesen stören. Das Hauptaugenmerk liegt bei Alzheimer-Demenz im Wesentlichen auf der ApoEε4 Genvariante, da die Genvarianten ApoEε2 und ApoEε3 für andere erblich bedingte Erkrankungen verantwortlich sind. Neben diesen genetischen Veränderungen liegen weitere Ursachen in den histopathologischen Veränderungen des Gehirns, welche im Folgenden Kapitel näher erläutert werden.

3.2 Histopathologische Veränderungen

Bei der Alzheimer–Demenz liegt das Hauptmerkmal auf einer voranschreitenden extra-zellulären Ablagerung von amyloider[6] Plaques im Gehirn zwischen den Neuronen. Bei den Plaques handelt es sich um Proteinablagerungen, welche einen Durchmesser von 10 bis 150 μm haben. Wird das APP durch bestimmte Enzyme zerschnitten, wird das Proteinfragment β–Amyloid freigesetzt, welches bei gesunden Menschen im Körper abgebaut wird. Hierbei besteht bei der Alzheimer-Krankheit ein Ungleichgewicht, welches darin liegt, dass das β–Amyloid nicht mehr abgebaut wird und in großen Mengen außerhalb der Zellen auftritt, wo die Proteine verklumpen und sich zu unauflöslichen, harten Plaques anhäufen. Problematisch ist, dass diese Bruchstücke sich zu Proteinkomplexen zusammenlagern und letztlich am Tod von Gehirnzellen beteiligt sind.

Bei der Alzheimer-Demenz liegt das zweite wesentliche Hauptmerkmal in den neurofibrillären Bündeln. Wenn eine Nervenzelle mit einer anderen kommuniziert, verläuft durch das Axom ein elektrischer Impuls vom Soma zur Synapse. Das Axom wird durch ein Zytoskelett[7] von Microtubuli[8] aufrechterhalten. Hierbei wird die Stabilität des Microtubuli durch das Tau-Protein gewährleistet. Die Microtubuli hilft beim Transport von wichtigen

---

[6] Begriffserklärung „amyloid": Ist ein Oberbegriff für Proteinmerkmale.
[7] Begriffserklärung „Zytoskelett": Befindet sich im Zytoplasma und ist ein aufgebautes Netz aus Proteinen.
[8] Begriffserkläung „Microtubuli": ist ein aus Proteinen röhrenförmiges Filament im Inneren des Axons.

Substanzen und Nährstoffen, welche von einem Teil der Nervenzelle zu einem anderen Teil der Nervenzelle weitergeleitet werden sollen. Bei der Alzheimer-Krankheit sind die Strukturen der Microtubuli sowie das Tau-Protein chemisch verändert, welches somit fehlerhaft wird und schließlich zerfällt. Dies führt dazu, dass sich loses Protein in der Nervenzelle fadenförmig anlagert, wobei sich das Zytoskelett der Neurone degeneriert und es zu einer Verringerung der Anzahl von Synapsen und deren Verbindung kommt. Folglich kommt es ebenfalls zu einer Rückbildung der Dendriten am Zellkörper. Durch eine abnorme Ansammlung von Tau-Proteinen entstehen Fibrillen, welches zum Absterben des Neurons führt. Die Problematik liegt hierbei darin, dass sich β–Amyloid-Plaques und Tau-Fibrillen zeitlich unterschiedlich und nicht in den gleichen Hirnarealen bilden. Zuerst entwickeln sich Tau-Fibrillen in der Hirnregion des Hippocampus. Hierbei erfolgt ein Neuronenverlust, der sich zunehmend auf das gesamte Gehirn auswirkt und schließlich zu einer Schrumpfung des Gehirns und in Folge dessen zu Funktionsstörungen führt. In der folgenden Abbildung wird die Veränderung von Nervenzellen und des Gehirns im Verlauf einer Alzheimer–Demenz dargestellt:

Das Gehirn – Alzheimer Krankheit

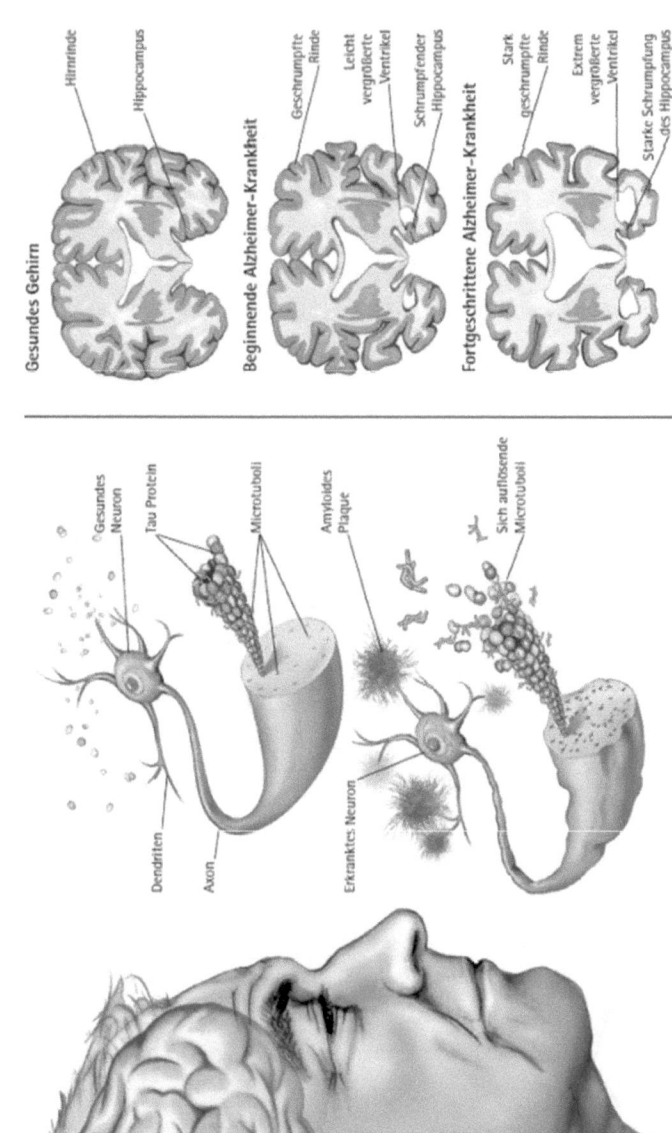

---

9 Abbildung 1: https://www.alzheimer-forschung.de/images/user-
   images/alzheimerkrankheit/illustrationen/Veränderungen_im_Laufe_der_Alzheimer-
   Krankheit_gross.jpg

4. Symptomatik und Verlauf

Der genaue Beginn der Erkrankung ist schwer festzulegen, da die ersten Anzeichen der Erkrankung vielseitig und schwer fassbar sind. Veränderung von Persönlichkeit und Sozialverhalten, Schwierigkeiten mit der örtlichen Umgebung und zeitlichen Orientierung, aber auch eine zunehmende Vergesslichkeit sind häufige Warnzeichen. Dennoch ist hauptsächlich das Kernsymptom jeder Demenzerkrankung eine Gedächtnisstörung. Ergänzend zu einer Gedächtnisstörung muss ein zusätzliches Defizit vorliegen, um von einer Alzheimer-Demenz sprechen zu können. Hierbei können zusätzlich folgende Störbereiche in Frage kommen:

- Agnosie (ist die Unfähigkeit, Gegenstände zu identifizieren und wiederzuerkennen, trotz intakter sensorischer Funktionen)
- Aphasie (betrifft eine Störung der Sprache)
- Apraxie (trotz intakter Motorik kommt es zu einer Einschränkung, motorische Aktivitäten auszuführen)
- Störung der Exekutivfunktion (bezieht sich auf Einhalten einer Reihenfolge, Planen, Organisieren etc.)

Im Folgenden wird der Verlauf mit den jeweiligen Symptomen in drei Stadien eingeteilt werden.

Das Frühstadium beschreibt eine leichte Alzheimer-Demenz, wobei in diesem Stadium die Erkrankung – kaum merklich – mit dem Nachlassen des Kurzzeitgedächtnisses beginnt. Hierbei liegt nach ICD-10 eine leichte Beeinträchtigung vor, wenn eine Einschränkung von Gedächtnis, kognitiven Funktionen oder Alltagsaktivitäten vorliegt, für den Betroffenen selbst aber dennoch ein unabhängiges Leben möglich ist. Die Symptomatik in dieser Phase ist durch eine Verminderung der geistigen Leistungsfähigkeit, der daraus resultierenden psychologischen Verhaltensveränderung und der somit nachlassenden Fähigkeit, Alltagsaufgaben zu bewältigen, charakterisiert. Erste Defizite zeigen sich bei der Aufnahme, Speicherung sowie Wiedergabe von neuen alltagsrelevanten Informationen, wobei Erinnerungen, welche lange zuvor im Altgedächtnis abgespeichert wurden, abrufbar bleiben. Bereits in diesem Stadium bewegen sich die Betroffenen häufig in alten Erinnerungen. Hinzu kommt, dass kognitive Leistungen wie Konzentration, Sprache, Orientierung oder Aufmerksamkeit betroffen sind. Diese Defizite äußern sich in Form von Vergesslichkeit, was bei einer Alzheimer-Demenz die häufigste Frühmanifestation ist. Im Gegensatz zu einem gesunden Menschen ist das Vergessen dadurch charakterisiert, dass das Vergessene den Betroffenen später nicht mehr einfällt. Vergesslichkeit bezieht sich hierbei auf ein weitreichendes Spektrum, wie beispielsweise auf das Vergessen von Verabredungen, Vergessen von liegengelassenen Gegenständen oder das Vergessen von Gesprächsinhalten, wobei es folglich zu einer Wiederholung von Fragen kommt, obwohl der Betroffene die Antwort diesbezüglich erhalten hat. Hinzu kommt, dass von den Betroffenen meist Wortfindungsstörungen beklagt werden. Wortfindungsströungen beschreiben hierbei, das Steckenbleiben in einem Satz sowie das Umschreiben oder Suchen von Wörtern was zur Folge hat, dass im Laufe der Zeit die verbale Kommunikation oberflächlicher wird. Weitere Defizite liegen im Zeitraster (Verwechslung der Wochentage oder Tageszeit) des Betroffenen sowie bei oder örtlicher Orientierung (unvertraute Umgebung, beispielsweise Hotel). Betroffene reagieren auf diese eingeschränkte Leistungsfähigkeit auf unterschiedliche Art und Weise. Zunächst gelingt es den Betroffenen ihr Leistungsdefizit beispielsweise durch das Verwenden von Notizen zu kompensieren, wobei diese mit dem Fortschreiten der Krankheit nicht mehr verstanden werden. Weiterhin versuchen die Betroffene vor Familie oder Freunden ihre Defizite zu verstecken und erfinden somit Ausreden für ihre Fehlleistung bzw. sie versuchen bewusst anspruchsvolle Tätigkeiten zu vermeiden um somit einer eventuellen Bloßstellung aus dem Weg zu gehen. Des Weiteren beteiligen sich die Betroffenen, auf Grund ihrer Wortfindungsstörung, vermindert an Gesprächen und es kommt zu einem Abbau des Aktivitätniveaus. Hierbei lässt sich meist nicht auseinander halten, ob es sich bei dem aufgeführten Verhalten um einen Schutzmechanismus oder um eine krankhaftbedingte Antriebsminderung handelt. Ein weiteres Augenmerk in diesem Stadium liegt bei der nachlassenden Fähigkeit der Alltagsbewältigung. Hierbei lassen sich anspruchsvolle Aufgaben nur noch mit einem erhöhten Zeitaufwand bewältigen und es treten vermehrt Fehler auf, wie beispielsweise bei dem Ausfüllen einer Steuererklärung oder dem Planen und Organisieren von Geburtstagen mit einer großen Personenzahl. Einfache Aufgaben, wie Einkaufen oder Ankleiden, sind in diesem Stadium nicht betroffen was zur Folge hat, dass eine anfängliche Alzheimer-Demenz nicht bemerkt wird, wenn der Betroffene keine anspruchsvollen Alltagstätigkeiten ausführt. Apparativ diagnostisch betrachtet ist in diesem Stadium mit Hilfe von CT und MRT bereits eine volumetrisch signifikante Hirnatrophie sichtbar. Besonders deutlich wird diese Veränderung an Hippocampus und enthorhinalen Kortex[10] durch ein hochauflösendes MRT.

Die beschriebenen Leistungsdefizite aus dem Frühstadium schreiten im mittleren Stadium, welches durch eine mittelschwere Alzheimer-Demenz gekennzeichnet ist, unaufhaltsam fort. Hierbei liegt nach ICD-10 eine mittelschwere Alzheimer-Demenz vor, wenn es zu einer nachhaltigen Abnahme von kognitiven- und Gedächtnisleistungen kommt und für den Betroffenen eine eigenständige Lebensführung unmöglich wird. Die Symptomatik ist in dieser Phase durch einen schweren Gedächtnisverlust charakterisiert, was zur Folge hat, dass neue Alltagsinformationen gelegentlich und sehr kurz behalten werden. Von der fortschreitenden Vergesslichkeit ist in diesem Stadium der Erkrankung auch das Altgedächtnis betroffen. Hierbei wird meist nur an das überlernte Geburtsdatum erinnert, genaue Angaben zum Alter können jedoch nicht mehr gemacht werden. Die Betroffenen sind nicht im Stande, Informationen darüber zu geben, was sie vor kurzem gemacht haben, wo sie aktuell leben oder sich an den Namen ihrer Vertrauensperson zu erinnern. Besonders für die Angehörigen besteht in diesem Stadium die Schwierigkeit darin, eine gewisse Akzeptanz dahingehend aufzubauen, dass die Betroffenen meist nicht mehr den Namen von Ehepartner oder Kindern wissen, da das Langzeitgedächtnis schwindet, die Vergesslichkeit zunehmend steigt und die Betroffenen sich mitunter nur an Ereignisse aus ihrer Kindheit oder Jugend erinnern. Aufgrund der fehlenden Orientierung

---

[10] Begriffserklärung „enthorhinalen Kortex": bezeichnet ein Rindenfeld, welches am Großhirnlappen liegt und in einer engen Beziehung mit dem Hippocampus steht.

von Ort und Zeit, welche nun stark beeinträchtigt ist, können die Betroffenen ihren Alltag nur mit Hilfe bewältigen, wobei sie diese Hilfe meist durch ihre Angehörigen erfahren. Sie sind nicht mehr im Stande, aufgrund ihrer Desorientierung von Ort und Zeit selbständig Tätigkeiten außer Haus zu erledigen und benötigen ebenfalls in ihrer Grundpflege Unterstützung beim Anziehen, der Hygiene sowie bei der Ordnung von Habseligkeiten. Defizite bei der Sprache, dem Lesen und Schreiben sowie praktischen Verrichtungen im Alltag fallen offensichtlich ohne neuropsychologische Testung auf. Während sich die Betroffenen im Frühstadium kleine Notizen gemacht haben um Defizite zu kompensieren, können sie bereits in diesem Stadium den Inhalt auf dem Zettel nicht zuordnen bzw. teilweise nicht mehr lesen. Ebenfalls sind das Urteilsvermögen und die Problemlösefähigkeit von Betroffenen stark eingeschränkt, sodass es zu einer schweren Beeinträchtigung beim Lösen komplexer Probleme kommt. Apparativ diagnostisch betrachtet nehmen in diesem Stadium die bereits geschilderten Veränderungen aus dem Frühstadium zu. Die beschriebenen Leistungsdefizite aus dem mittleren Stadium schreiten im Spätstadium, welches eine schwere Alzheimer-Demenz beschreibt, unaufhaltsam fort. Nach ICD-10 ist eine schwere Alzheimer-Demenz durch einen schweren Gedächtnisverlust mit der vollkommenen Unfähigkeit neue Informationen zu behalten, charakterisiert. Hierbei bleiben nur Fragmente aus früher Gelernten übrig, wobei Verwandte nicht mehr erkannt werden und es zu einem gänzlichen Fehlen von nachvollziehbaren Gedankengängen kommt. Zunehmend beeinträchtigt sind im Verlauf einer Alzheimer-Demenz neurologische Teilleistungen des limibischen Systems und der kortikalen Assoziationsareale, wobei die Differenzierung und Messung dieser Bereiche für den Untersucher immer schwieriger zu bewerkstelligen sind. Anzumerken ist hierbei, dass im ICD-10 nicht nur die Beeinträchtigung der Betroffenen, sondern auch die Probleme/Schwierigkeiten des Untersuchers beschrieben werden, da es dem Untersucher nicht mehr gelingt, auf normalem verbalen Wege in Kontakt mit dem Betroffenen zu kommen. Durch den Sprachzerfall sind Äußerungen nur noch in simplen Wörtern möglich, aber eine Echolalie[11], Mutismus[12] oder eine Logoklonie[13] sind häufig. Dennoch ist die Kommunikativ häufig auf Nonverbales beschränkt. Weiterhin sind das Urteilsvermögen und die Problemlösefähigkeit des Betroffenen unmöglich, sodass der Betroffene nicht mehr imstande ist, Probleme zu lösen bzw. selbstständig Entscheidungen zu treffen. Das Endstadium kann höchst unterschiedlich verlaufen, da beispielsweise die Stimmungslage häufig in der Übergangsphase von einer mittelschweren zu einer schweren Alzheimer-Demenz sporadisch umschlägt. Weiterhin kommt es im Endstadium zu einem körperlichen Zerfall bzw. zum Verlust von höheren physischen Funktionen. Die Betroffenen verlieren die Kontrolle über ihren Körper, was zur Folge hat, dass sie meist in nur sehr kleinen bzw. schleppenden Schritten gehen oder häufig gar nicht mehr gehen und nur durch Aufforderung ohne eigenen Antrieb aufstehen. Hierbei kann selbst die Fähigkeit aufrecht zu sitzen, verloren gehen. Neben diesen Bewegungseinschränkungen ist ihre Mimik eingeschränkt. Hinzu kommt, dass der Betroffene viel Hilfe bei der Körperhygiene benötigt, da Darm und Blase häufig nicht mehr kontrolliert werden können und es so zu einer Inkontinenz kommt.

Die Dauer der einzelnen Stadien kann nicht vorhergesagt werden. Dennoch leben die Betroffenen ca. sieben bis zehn Jahre nach Diagnoseerstellung. Schlussendlich versterben sie an Begleiterkrankungen wie beispielsweise einer Lungenentzündung.

5. Medizinische Diagnostik und Behandlung

5.1 Neuropsychologische Diagnostik

Beschwerden von Patienten sowie Berichte von Angehörigen oder beobachteten Fehlleistungen können der Anstoß für eine Diagnose sein. Im ersten diagnostischen Schritt ist zu klären, ob ein Demenzzustand vorliegt oder ob es sich bei den geschilderten bzw. beobachteten

---

[11] Begriffserklärung „Echolalie": bezeichnet die frühkindliche Sprachentwicklung
[12] Begriffserklärung „Mutismus": bezeichnet das Stumm sein aufgrund einer Störung
[13] Begriffserklärung „Logoklonie": bezeichnet eine ständige rhythmische Wiederholung von Silben, Worten oder Lauten

Auffälligkeiten um Begleiterscheinungen des normalen Alterns handelt. Das Ziel der Anamnese liegt hierbei darin, die Vorgeschichte des Patienten, bezogen auf sein aktuelles Leiden, nach Möglichkeit lückenlos dazustellen. Neben der Befragung des Patienten werden zusätzlich neuropsychologische Untersuchungsverfahren durchgeführt, welche das Ziel einer differenzierten Überprüfung einzelner kognitiver Funktionen verfolgen. Das bedeutet, dass die aus der Gedächtnistheorie bekannten Funktionsbereiche wie das Arbeitsgedächtnis, Langzeitgedächtnis, Kurzzeitgedächtnis und Ultrakurzzeitgedächtnis differenziert überprüft werden. Dabei werden in der differenzierten Überprüfung Funktionsbereiche wie beispielsweise das kognitive Leistungstempo und Konzentrationsfähigkeit, verbales Denken bezüglich der Begriffsbildung, Kategorisierung und Abstraktion, numerisches Denken, welches sich auf die Anwendung spezifischer Rechenoperationen bezieht, sowie Sprachfunktion und visuell-räumliche Fähigkeiten, welche sich auf kombinatorische und konstruktive Fähigkeiten beziehen, erfasst. In der Praxis werden diese Fähigkeiten der Funktionsbereiche am effektivsten mit verbalen Verfahren erfasst, wobei sich das verbale Verfahren auf bewusst zugängliche Gedächtnisinhalte bezieht. Der Inhalt dieser Fragen könnte beispielsweise sein, wie gut der Patient in der Lage ist, neue Informationen zu verarbeiten und zu behalten bzw. wie gut der Patient Informationen, welche er gelernt hat, über einen bestimmten Zeitraum behält und diese frei wiedergibt. Im Hinblick auf diagnostische Kriterien ist es neben der Überprüfung dieser Gedächtnisfunktionen notwendig, Exekutivfunktionen[14] im Rahmen der neuropsychologischen Funktionsdiagnostik zu erfassen. Hierzu gehören beispielsweise Konzentrationsfähigkeit und das kognitive Leistungstempo, das numerische und sachlogische Denken, sowie die Sprache, wobei spezifische Leistungstests angewendet werden. Zur Überprüfung der praktischen Fähigkeiten erhält der Patient handlungsspezifische Anweisungen. Hierbei soll gezeigt werden, dass der Patient in der Lage

---

[14] Begriffserklärung; Exekutivfunktion: bezeichnet in der Neuropsychologie geistige Funktionen mit denen Menschen ihr Verhalten steuern – wobei dieses Verhalten unter Berücksichtigung der Umwelt gesteuert wird

ist, zweckgerichtete Einzelbewegungen in einer nacheinander folgenden Anordnung durchzuführen. Eine große Aufmerksamkeit im Rahmen der Alzheimerfrüherkennung liegt auch in der Beobachtung der Sprache, da eine Störung der Wortfindung oder bei der Wortwahl meist zu Beginn der Krankheit auftritt.

Anzumerken ist, dass neuropsychologische Untersuchungsverfahren zur Alzheimerdemezabklärung weit über den Rahmen kurzer Screening Verfahren wie beispielsweise dem Mini-Mental-Status-Test (MMST) hinausgehen. Dabei stellt der MMST eines der meist verwendeten Verfahren zum kognitiven Screening bei älteren Menschen dar. In diesem Test soll der Patient in ca. 10-15 Minuten 30 Testaufgaben bearbeiten bzw. Fragen beantworten. Der MMST erfasst insgesamt 30 Punkte. Hierbei werden folgende Kriterien geprüft:

- Örtliche und zeitliche Orientierung (10 Punkte)
- Merk- und Erinnerungsfähigkeit   (6 Punkte)
- Flexibilität und Aufmerksamkeit   (5 Punkte)
- Befolgen von Anweisungen   (3 Punkte)
- Schreiben, Lesen, Nachzeichnen (je 1 Punkt, in mehreren Aufgaben)

Durch eine einfache Addition der vergebenen Punkte erfolgt schlussendlich die Auswertung. Bei weniger als 24 Punkten ergibt sich ein Verdacht auf pathologische Leistungsdefizite. Dennoch sollte bei der Interpretation die Alters- und Bildungsabhängigkeit nicht außer Acht gelassen werden. Erste Hinweise auf eine mögliche demenzielle Erkrankung kann die Durchführung des MMST liefern, dennoch reichen diese Ergebnisse für eine Diagnosestellung nicht aus. Im Folgenden werden weitere neuropsychologische Testverfahren erwähnt, welche beispielsweise Demenz-Test (DT), der Uhrzeit-Zeichnen-Test (UZT), Alzheimer's Disease Assessment Scale (ADAS), der Syndrom-Kurzzeit-Test (SKT) sowie aufwendige Testbatterien wie die CERAD-Testbatterie sind.

Neben dem MMST ist ein weiteres kognitives Screening-Verfahren, welche verschiedenen Funktionen erfasst, der Uhrzeit-Zeichen-Test

(UZT). Hierbei liegt das Hauptmerkmal auf der visuell-räumlichen Organisation und dem Abstraktionsvermögen. Die Standardinstruktion ist die Bitte an den Betroffenen, ein Ziffernblatt einer Uhr zu zeichnen, folglich alle Zahlen einzutragen welche sich auf einem Ziffernblatt befinden und schlussendlich die Zeiger nach einer bestimmten Uhrzeit zu zeichnen. Hierbei ist insbesondere die Verteilung der Ziffern, sowie das Einzeichnen der Uhrzeit im Rahmen der Früherkennung demenzieller Entwicklungen von Bedeutung. Defizite beim Einzeichnen der Uhrzeit sind vermutlich durch den frühen Verlust des Abstraktionsvermögens zu erklären, welcher zu einer Störung der Bildung des abstrakten Konzepts „Uhrzeit" führt. Dieser Test dient nur als Hilfestellung bei der Erkennung zur frühen Veränderung der geistigen Leistungsfähigkeit, dennoch sollten bei einem auffälligen Ergebnis weitere neuropsychologische Untersuchungen durchgeführt werden.

Hierbei könnte eine weitere neuropsychologische Untersuchung durch den Syndrom-Kurzzeit-Test (SKT) erfolgen, wobei dieser zur Erfassung von Aufmerksamkeit und kognitiver Leistungsgeschwindigkeit sowie von kognitiven Leistungsstörungen dient. Da es sich um ein kurzes Screening-Verfahren handelt, ist die Durchführungsdauer begrenzt und beträgt 10-15 Minuten. Insgesamt besteht dieses Verfahren aus neun Untertests, wobei diese sich in drei Untertests für Gedächtnis und sechs Untertests bezüglich der Aufmerksamkeit gliedern. Inhaltlich bestehen die Untertests aus Aufgaben wie beispielsweise Gegenstände benennen und unmittelbar reproduzieren, Zahlen lesen, ordnen und zurücklegen, Symbole zählen sowie Gegenstände reproduzieren und wiedererkennen. Bezüglich der Auswertung und Interpretation werden unter Berücksichtigung des Intelligenzniveaus und des Alters, die aus den Untertests ermittelten Rohwerte in Normwerte, anhand einer Normtabelle umgewandelt. Diese Errechnung geschieht automatisch durch eine computerautorisierte Auswertung. Neben der Auswertung bzw. dem Ausdruck des Subtest-Profils enthält dieser Ausdruck eine Kurzinterpretation der Befunde.

Ein weiteres Screening-Verfahren stellt das Testverfahren Alzheimer´s Disease Assessment Scale (ADAS) dar, welcher eine Durchführungszeit von 40 Minuten vorsieht. Inhaltlich wird durch das Alzheimer´s Disease

Assessment Scale Verfahren ein weites Spektrum der Symptomatik bei Demenzerkrankungen abgedeckt, wobei dieses Verfahren zusätzlich Anwendung bei der Schweregradeinschätzung und Verlaufskontrolle findet. Bei der Durchführung lässt sich das Verfahren in drei Testteile voneinander differenzieren. Diese Differenzierung erfolgt in einen kognitiven Testteil, einen Interviewteil und einer Verhaltensbeobachtung während der gesamten Untersuchung. Hierbei soll im kognitiven Testteil der Betroffene zunächst verschiedene Aufgaben bearbeiten. Zu diesen Aufgaben zählen Fragen zur Orientierung, die freie Reproduktion von zehn Wörtern, das Abzeichnen geometrischer Figuren sowie das Benennen von Gegenständen und Figuren. Ebenfalls sollen zwölf Wörter gelesen und unmittelbar danach aus insgesamt 24 Wörtern wiedererkannt werden. Demnach folgt der Interviewteil, wobei der Betroffene mit seinen Angehörigen über die Ausprägung psychopathologischer Symptome wie beispielsweise motorische Unruhe, Tremor, Umherlaufen, depressive Verstimmung oder Wahnvorstellungen befragt wird. Letztendlich folgt die Verhaltensbeobachtung während der gesamten Untersuchung, wobei hier das Hauptmerkmal bei Konzentration und Ablenkbarkeit, der sprachlichen Ausdrucksfähigkeit sowie dem Verständnis der gesprochenen Sprache und einer Wortfindungsstörung in der Spontansprache liegt. Bei der Auswertung und Interpretation werden durch eine Addition der vergebenen Punkte zwei Summenscores gebildet. Insgesamt beträgt der kognitive Testteil 70 Punkte und der nicht-kognitive Testteil 50 Punkte. Entsteht hierbei eine Erhöhung von dem jeweiligen Score, entspricht dies einer Symptomverschlechterung, welche durch das Alzheimer´s Disease Assessment Scale Verfahren ermittelt werden kann.

Neben dem Alzheimer´s Disease Assessment Scale (ADAS) Verfahren stellt die CERAD-Testbatterie ein diagnostisches Mittel dar. Diese neuropsychologische Testbatterie dient der Beschreibung und Früherkennung typischer kognitiver Symptome einer Alzheimer-Demenz und entwickelt sich zum Standard für eine schnelle, aber differenzierte Erfassung kognitiver Defizite von Patienten mit einer Alzheimer-Demenz. Die ursprüngliche Version der Testbatterie beinhaltet fünf Untertests.

Hierbei liegt der inhaltliche Fokus in der Zusammenstellung auf die kognitive Symptomtriade verbales Gedächtnis, Sprache und konstruktive Praxie wobei diese für die Beschreibung von demenzieller Symptome besonders von Bedeutung sind. Hierbei erfolgt die Durchführung der fünf Untertest in acht Schritten, welche wie folgt gliedert sind:

- Wortflüssigkeit (in einer Minute so viel Tier wie möglich nennen)
- Benennen (Benennung von Abbildungen aus Strichzeichnungen)
- MMST
- Wortliste lernen (beinhaltet 10 Wörter in drei Lerndurchgängen)
- Konstruktive Praxie (Abzeichnen von Figuren)
- Verzögerte Wiedergabe der Wortliste
- Wortwiedererkennung
- Verzögerte Wiedergabe von vier Figuren

Besondere Beachtung erhält hierbei die verzögerte Wiedergabe, da dieses ein hoch sensitiver Indikator für die Früherkennung einer Alzheimer-Demenz darstellt.

Die CERAD-Plus neuropsychologische Testbatterie stellt seit 2005 eine Erweiterung zu der CERAD-Testbatterie dar. Die Erweiterung besteht darin, dass die fünf Untertest auf sieben erweitert wurden. Diese Erweiterung beinhaltet zusätzliche Verfahren wie:

- Trail Making A und B
- Phonemische Wortflüssigkeit (in einer Minute so viele Wörter mit dem Anfangsbuchstaben S aufzählen)

Die Auswertung und Interpretation der Testbatterie erfolgt mit dem Auswertungsprogramm CERAD-Plus 1,0. Hierbei erfolgt eine Transformation der Rohwerte in 18 Kennwerte, welche in ausbildungs-, alters- und geschlechtskorrigierte z-Werte umgerechnet werden. Das hieraus resultierende Leistungsprofil wird grafisch dargestellt. Die z-Werte erlauben demnach eine Aussage darüber zu treffen, ob das jeweilige Ergebnis in der Norm liegt bzw. über- oder unterdurchschnittlich ausgefallen ist. Hierbei gilt, wenn das Gedächtnis und eine weitere Funktion im Ergebnis unterdurchschnittlich ausgeprägt sind, sind die neuropsychologischen Kriterien eines Demenzsyndroms erfüllt. Da das kognitive Profil differentialdiagnostische Hinweise liefert, müssen diese in Kombination mit der Anamnese oder Verhaltensbeobachtung in anderen Untersuchungsergebnissen interpretiert werden.

Neben den oben genannten diagnostischen Mitteln geht es im zweiten diagnostischen Schritt um die Feststellung bzw. das Identifizieren der zugrunde liegenden Ursache. Aus der Vorgeschichte, Fremdanamnese und aus dem Profil von erhaltenen und betroffenen kognitiven Funktionen können sich Anhaltspunkte ergeben. In der Praxis bezieht sich eine differenzialdiagnostische Fragestellung auf den Unterschied zwischen der vaskulären Demenz (Multi-Infarkt-Demenz) und der Demenz von Alzheimer-Typ. Hinsichtlich der Lebensplanung sowie der weiteren Behandlung des Patienten hat diese Unterscheidung eine große Bedeutung. Demnach bedarf es einer internistischen sowie neurologischen Untersuchung. An dieser Stelle ist zu erläutern, dass es sich bei einer vaskulären Demenz um eine Erkrankung handelt, bei der es in Folge von Durchblutungsstörungen des Gehirns zum Absterben von Nervenzellen kommt. Bei dieser Form der Demenz wird das Gehirn durch mehrere kleine Schlaganfälle geschädigt. Obwohl die Krankheitssymptome sich im Vergleich zur Alzheimer-Krankheit sehr ähneln liegt der Unterschied darin, dass die Multi-Infarkt-Demenz körperliche Schädigungen wie beispielsweise Taubheitsgefühle oder Lähmungserscheinungen nach sich zieht. Zusätzlich werden zum Ausschluss anderer Erkrankungen labordiagnostisch diverse Parameter im Blut sowie Urin untersucht. Ein nennenswertes biochemisches Untersuchungsverfahren stellt die Lumbalpunktion dar, wobei dem Patienten aus dem Wirbelkanal Liquor mittels einer Punktionsnadel entnommen und im Labor untersucht wird. Mit Hilfe dieser Untersuchung kann mit großer Wahrscheinlichkeit eine Alzheimer-Krankheit ausgeschlossen oder bestätigt werden. Zur Basisdiagnostik gehören neben der Untersuchung des Blutes und des Liquors, bildgebende Untersuchungsverfahren wie beispielsweise CT und MRT.

Ebenfalls zählt zu den bildgebenden Verfahren die Positron-Emissions-Tomographie (PET), wobei dieses Verfahren bezogen auf Alzheimer noch nicht weitreichend erprobt wurde und somit eines der neueren

Diagnostikverfahren darstellt. Hierbei werden Schnittbilder von lebenden Organismen erzeugt, indem dem Patienten winzige Mengen eines radioaktiven Tracer[15], in die Vene injiziert werden und der Betroffenen anschließend ca. 50-70 Minuten ruhen soll. In dieser Zeit soll sich der Tracer an den pathologischen Eiweißanlagerungen, den ß-Amyloid-Plaques, anlagern, da der Radionuklid aufgrund seines radioaktiven Zerfalls später aufgespürt werden und somit in Form von Schnittbildern grafisch dargestellt werden kann. Wird bei dieser Untersuchung in den typisch betroffenen Hirnarealen ein verminderter Stoffwechsel festgestellt, kann mit hoher Wahrscheinlichkeit Alzheimer diagnostiziert werden. Wird eine Alzheimer-Erkrankung durch die beschriebenen Verfahren diagnostiziert, liegt eine therapeutische Maßnahme darin, den Betroffenen mit Medikamenten, in Form von Antidementiva zu behandeln. Im Folgenden soll das Themengebiet der pharmakologischen Wirkstoffarten näher erschlossen werden.

5.2 Pharmakotherapie

Derzeit sieht die pharmakologische Basistherapie von Alzheimer-Demenz Wirkstoffarten wie Antidementiva, Neuroleptika und Antideprssiva vor. Zu den Einsatzgebieten von Antidementiva gehören Hirnleistungsstörungen, welche beispielsweise als Beeinträchtigung der Denkfähigkeit, Konzentrationsfähigkeit sowie des Gedächtnisses gelten. Diese behandelten Hirnleistungsstörungen können einerseits altersbedingt sein, andererseits kann die Ursache auch in einer verringerten Durchblutungsstörung liegen, welches den Einsatz von Antidemtiva erforderlich macht. Zudem werden Antidementiva zur unterstützenden Behandlung verabreicht, wie beispielsweise bei Aufmerksamkeits- und Bewusstseinsstörungen sowie bei Persönlichkeitsveränderungen, depressive Verstimmung, Misstrauen oder Angst, welche mit der Alzheimer-Krankheit einhergehen.

Antidementiva sind hinsichtlich ihrer Wirkmechanismen sowie in ihrer chemischen Struktur sehr unterschiedlich. Für eine leichtgradige bis

---

[15]Tracer: Ist eine körperfremde oder körpereigene radioaktive Substanz, welche unterschiedliche Untersuchungsverfahren ermöglicht, da der Tracer am körpereigenem Stoffwechsel teilnimmt.

mittelschwere Alzheimerdemenz sind Acetylcholinesterase-Hemmstoffe wie Galantamin, Rivastigmin und Donepezil von Wirkstoffgruppe der Antidementiva zugelassen. Bekannt sind diese Wirkstoffe im Handel unter den Namen Reminyl, Exelon und Aricept. Hierbei wird durch Cholinesterase-Hemmstoffe ein Enzym blockiert, welches am Abbau des Botenstoffes Acetycholin an der Synapse verantwortlich ist. Durch die Unterbrechung des Abbaus von Acetycholin, steht dieser wieder vermehrt der Übermittlung von Nervensignalen zur Verführung. Dies führt zu einer positiven Auswirkung der Konzentrations- und Gedächtnisleitung, wodurch die Betroffenen von einer verbesserten Alltagsbewältigung profitieren können. NMDA-Antagonisten Memantine (NMDA=n-Methyl-D-Aspartat) zählen ebenfalls zu der Wirkstoffgruppe der Antidementiva und werden bei der Behandlung einer mittelschweren bis schweren Alzheimerdemenz eingesetzt. NMDA-Antagonisten Memantine sind im Handel auch unter dem Namen Axura oder Ebixa bekannt. Bei diesem Antidementiva wird auf die pathologisch erhöhte Konzentration des Botenstoffes Glutamat bei einer Demenz gezielt. Die erhöhte Konzentration des Botenstoffes Glutamat ist für eine pathologisch gesteigerte Reizweitergabe verantwortlich, welche demenztypische Symptome wie Persönlichkeitsveränderungen und Verwirrtheit hervorruft. Durch die Einnahme von NMDA-Antagonisten Memantine ist eine Blockierung der entsprechenden Rezeptoren der Gehirnzelle gegeben und es führt zu einer Dämpfung der Reizweitergabe, woraus eine Normalisierung bzw. eine Verbesserung der Lern- und Gedächtnisvorgänge resultiert.

Zu einer weiteren Wirkstoffart zählen Neuroleptika (Psychopharmaka). Neuroleptika verfolgen das Ziel, Begleitsymptome der Alzheimer-Demenz wie beispielsweise Unruhe und Verhaltensstörungen zu reduzieren. Unterschieden werden Neuroleptika in atypische Neuroleptika und typische Neuroleptika. Atypischen Neuroleptika sind durch keine oder nur eine niedrige Wirkung auf das extrapyramidalmotorische System[16] charakterisiert und blockieren neben Dopaminrezeptoren auch Serotoninrezeptoren. Der Wirkmechanismus besteht darin, dass atypische

---

[16]Begriffserklärung „extrapyramidalmotorischem System": Darunter werden alle motorischen Bahnen verstanden,
in das Rückenmark ziehen und nicht zu der Pyramidenbahn gehören.

Neuroleptika antagonistisch[17] auf den 5-HT2-Rezeptor[18] wirken und somit positiv auf die Negativsymptomatik. Das bedeutet, dass Neuroleptika die Konzentration des Botenstoffes Dopamin vermindern und somit beruhigend wirken. Aufgrund dieser Wirkmechanismen können Unruhe, Aggressivität und Angstzustände, welche Alzheimer-Demenz charakterisieren, mit Risperdal oder Abilify behandelt werden. Ebenfalls können mit Risperdal sowie Haldol wirklichkeitsferne Überzeugungen und Sinnestäuschungen behandelt werden. Dennoch besteht die Problematik bei Neuroleptika darin, dass mit Neuroleptika behandelte ältere Alzheimerpatienten einen höheres Schlaganfallrisiko und somit ein erhöhtes Sterblichkeitsrisiko haben. Daher muss die Behandlung mit Neuroleptika mit einer möglichst niedrigen Dosierung, über einen kurzen Zeitraum sowie unter regelmäßiger Kontrolle erfolgen.

Zu einer weiteren Wirkstoffart zählen Antidepressiva, welche sich nicht nur zur Behandlung von affektiven Störungen und affektiver Labilität bei Demenzen eignen, sondern auch bei der Behandlung von leichten psychomotorischen Unruhezuständen, Schlafstörungen, Reizbarkeit und Ängsten. Dabei wird durch Antidepressiva die Konzentration von den Überträgerstoffen Serotonin und/oder Noradrenalin im Gehirn erhöht, welches mit der Steuerung der Stimmung zusammenhängt. Grundsätzlich wird davon ausgegangen, dass im synaptischen Spalt ein primärer Mangel an Noradrenalin, Monoaminen und Serotonin besteht, welcher auf eine verminderte Produktion von Neurotransmittern zurückzuführen ist. Zusätzlich könnte eine veränderte Expressivität der Rezeptoren ein Grund für diese Mangelerscheinung und die damit verbundene Symptomatik sein. Dennoch ist die Auswahl der in Frage kommenden Medikamente, wie beispielsweise Amitryptilin, Imipramin und Clomiparmin begrenzt, da diese aufgrund ihrer chemischen Struktur die Effekte von Acetylcholin abschwächen. Besser verträglich und ebenso wirksam sind Antidepressiva, welche die Signalübertragung durch Serotonin beeinflussen, wie beispielsweise Citalopram, welches ein selektiver

---

[17]Begriffserklärung „antagonistisch": Stellt ein Wirkprinzip von Medikamenten dar, um körpereigene Transmittersubstanzen zu hemmen.
[18] Begriffserklärung „5-HT2-Rezeptor": Ist an der Bildung des Neurotransmitters Serotonin verantwortlich.

Serotonin-Wiederaufnahme-Hemmer ist. Durch die Einnahme von Citalopram kann das Verhalten von aggressiven und reizbaren Alzheimer-Patienten verbessert werden.

Auch, wenn bei einer Alzheimer-Demenz durch eine medikamentöse Therapie keine Heilung möglich ist, bedeutet ein verzögertes Fortschreiten der Krankheit oder eine geringe Besserung der Störung für den Betreuer und für den Patienten eine Verbesserung der Lebensqualität. Eventuell kann auf diese Weise dem Patienten ermöglicht werden, vorerst in seinem gewohnten Umfeld, wie beispielsweise zu Hause oder in einem betreuten Wohnen, zu bleiben, statt auf einer psychiatrischen Station gepflegt und betreut zu werden.

6. Abschließendes Fallbeispiel

Im folgenden Fallbeispiel sollen die oben beschriebenen Kapitelpunkte verdeutlicht werden. Es handelt sich um eine 79-jährige ehemalige Krankenschwester, welche verwitwet ist und sich zur Diagnostik von kognitiven Defiziten in Begleitung ihrer Tochter freiwillig zur stationären Behandlung begab. Die Anamnese erfolgte durch die Tochter, welche berichtete, dass die Patientin seit 1½ Jahren unter einer ausgeprägten Vergesslichkeit leide, die schleichend begonnen habe und langsam zunehme. Zum gegenwärtigen Zeitpunkt lebt die Patientin in der vergangenen Zeit, verwechsle Personen und erkenne mitunter die eigene Tochter nicht mehr. Sie sei mehrfach von zu Hause weggelaufen und von der Polizei aufgegriffen worden. Vor allem in den Nachmittags- und Abendstunden sei die Patientin zunehmen verwirrt. Seit ½ Jahr sei sie nicht mehr in der Lage, selbstständig einzukaufen oder zu kochen. Sie sei zwar noch in der Lage, sich selbst zu waschen und anzuziehen, allerdings müsse ihre Tochter dies immer häufiger kontrollieren. Die Patientin räume häufig sinnlos Gegenstände in der Wohnung hin und her und verstecke Gegenstände, welche sie nicht mehr wiederfinde. Die Patientin könne nicht mehr allein zu Hause bleiben und sie besuche zwei Mal in der Woche eine gerontopsychiatrische Tagesstätte. Die Tochter fühle sich durch die Betreuung ihrer Mutter zunehmend überfordert. Im psychopathologischem Befund bei der Aufnahme war die Patientin wach und bewusstseinsklar. Des Weiteren war sie zu einigen Personen noch ausreichend, zeitlich, räumlich und situativ orientiert. Der Antrieb der Patientin war leicht gesteigert, im Affekt war sie heiter und unbeschwert und im interpersonalen Kontakt freundlich und zugewandt. In den kognitiven Leistungen bestanden Störungen des Kurzzeitgedächtnisses sowie bei der Abstraktion, Konzentration, Rechenfähigkeit und Wortfindungsstörung. Im formalen Denken war die Patientin weitschweifig mit Störungen des internationalen Bogens. Wahrnehmungsstörungen, psychotisches Erleben und Ich-Störungen wurden von der Patientin verneint. Eine Suizidalität wurde verneint, aber es bestand kaum Krankheitseinsicht und wenig Untersuchungs- und Behandlungsbereitschaft. In einer Zusatzuntersuchung erfolgte eine neuropsychologische Testung. In der neuropsychologischen Testung erreichte die Patientin in der MMSE 14 von 30 Punkten. Ebenfalls zeigten sich in der CERAD-Testbatterie deutliche Defizite in den Gedächtnisuntertests, sowie in der Wortflüssigkeit, im Benennen und in der Visuokonstruktion. Auch zeigte sich im Uhrentest eine mittelgradige visuell-räumliche Desorientierung. Die Laborparameter zeigten keine relevanten Auffälligkeiten, wobei sich im EEG ein verlangsamter Grundrhythmus (Frequenz 6-7/s) mit zeitweilig umgelagerter Theta-tätigkeit zeigte. Der Befund der Liquorpunktion erbrachte eine diskrete Schrankenstörung und in der kranialen PET-Untersuchung fand sich ein deutlicher Hypometabolismus beiderseits temporoparietal sowie beiderseits frontal linksbetont mit relativer Aussparung der Zentralregion. Laut der diagnostischen Beurteilung liegt bei der Patientin ein Demenzsyndrom mittleren Schweregrades vor. Der Verlauf, das gegenwärtige Querschnittsbild mit Gedächtnis-, Orientierungs- und Sprachstörung sowie der typische PET-Befund weisen nach Ausschluss internistischer und neurologischer Erkrankungen auf eine Demenz vom Alzheimertyp mit frontaler Beteiligung hin. In den weiteren Verlauf wurden die Unruhezustände und gelegentlichen Schlafstörungen der Patientin mit einem Neuroleptikum behandelt. Zur Therapie der kognitiven Defizite erhielt die Patientin einen Acetylcholinesterasehemmer. Es wurde eine gesetzliche Betreuung für die Patientin eingerichtet und ihre Tochter wurde von Sozialdienst über weitere Beratung- und Hilfsangebote informiert (Bsp. Pflegeheime). Die Patientin sollte ein Jahr später erneut ambulant untersucht werden. Bei der telefonischen Kontaktaufnahme mit der Tochter berichtete diese, dass die Patientin seit einem Jahr in einem Pflegeheim lebe, da die häusliche Betreuung immer schwieriger wurde, wobei die Gesamtsymptomatik sich in den letzten Monaten deutlich verschlechterte. Jetzt erkenne sie die Tochter und andere Verwandte nicht mehr und ihr Wortschatz habe sich auf wenige Wörter reduziert. Neben einer Zunahme der kognitiven Defizite habe sich der körperliche Zustand deutlich verschlechtert. Sie sei zunehmend immobil und inkontinent geworden, außerdem liege sie viel im Bett oder sitze im Rollstuhl.

7. Schlusswort

Epidemiologische Untersuchungen können Hinweise auf die Entstehung der Alzheimer-Demenz geben. Die Bevölkerung wird immer älter und Prävalenz und Inzidenz steige gerade in den höheren Altersstufen stark an, was dazu führen wird, dass die gegenwärtig bereits sehr hohen Zahlen von Erkrankungen in naher Zukunft nochmals beträchtlich zunehmen werden. Wie bereits in Kapitelpunkt 3 benannt, spielt vor allem das Alter, das Vorliegen leichter kognitiver Störungen, eine positive Familienanamnese und das Vorhandensein des ApoEε4-Allels eine Rolle, an einer Alzheimer-Demenz zu erkranken. Andere Faktoren, vor allem umweltbedingte, werden noch kontrovers diskutiert und konnten bislang weder bestätigt noch verworfen werden. Die größten Probleme der meisten Studien sind die zu kleinen Fallzahlen und die Problematik der unterschiedlichen Diagnosestellungen. Entscheidend ist, dass die zum Teil alarmierenden Zahlen ernst genommen werden und rechtzeitig die notwendigen Konsequenzen angemessen medizinisch und sozialpflegerisch betreut werden, andererseits die Solidargemeinschaft dies auch leisten kann.

Das eben beschriebene Fallbespiel bezieht sich nicht ausschließlich auf die Krankengeschichte, sondern sollte auch verdeutlichen, dass die Angehörigenarbeit ein unverzichtbarer Bestandteil der Betreuung von Alzheimer-Patienten ist. Die enorme psychische und physische Belastung der Angehörigen durch die Pflege erfordert die frühzeitige Erkennung spezifischer Belastungsmomente und ihre Behandlung. Eine kurze prognostische Betrachtung zeigt, dass es ist umso schlechter ist, je fortgeschrittener die Erkrankung ist. Die Alzheimer-Demenz wird als viert- oder fünfthäufigste Todesursache eingeschätzt (Katzman 1976). Erwähnenswert ist auch, dass eine amerikanische Studie (Heyman et al. 1996) herausfand, dass vom Zeitpunkt der Diagnosestellung an gerechnet, eine durchschnittliche Überlebensdauer von 5,7 Jahren unter Männern und von 7,2 Jahren unter Frauen bestand. Erwartungsgemäß verkürzte sich die verbleibende Lebenserwartung mit steigendem Schweregrad der Alzheimer-Demenz bei der Diagnosestellung und mit höherem Alter bei Krankheitsbeginn. Aus dieser prognostischen Betrachtung lässt sich ableiten, dass Angehörige infolge der Pflegebeanspruchung eine Hochrisikogruppe für psychische und somatische Erkrankungen und für die erhöhte und unkontrollierte Einnahme von beruhigenden Medikamenten sind. Die therapeutischen Interventionen umfassen im Wesentlichen die gezielte Informationsvermittlung und individuell zugeschnittene psychotherapeutische Strategien. Die Behandlung des pflegenden Angehörigen stellt ebenso wie die Behandlung des Alzheimerkranken ein langfristiges Management durch den Arzt und nichtärztliche Berufsgruppen dar. Bei genauerer Betrachtung der Prognosen ist anzumerken, dass die Lebenserwartung durch die Alzheimer-Demenz erheblich eingeschränkt ist. Die Prognose ist umso schlechter, je fortgeschrittener die Erkrankung ist.

Die wesentlichen Aufgaben der Behandlung pflegender Angehöriger beziehen sich jedoch nicht nur auf den Zeitraum der Krankheit, sondern sollten mit dem Fortschreiten des Krankheitsprozesses auch auf die Zeit nach der Krankheit gerichtet werden. Nach dem Tod des Alzheimerkranken muss der Angehörige wieder an sein früheres Leben anknüpfen können und die Leere der fehlenden Aufgaben überwinden. Die therapeutische Begleitung des Angehörigen muss sich daher darum bemühen, dass die Erinnerung des Angehörigen an die Zeit der Pflege nicht erfüllt bleibt von Schuld, Trauer und fehlender Zukunftsperspektive, sondern vor allem sollte diese Zeit von berechtigtem Stolz darüber geprägt sein, einem geliebten Menschen geholfen zu haben, der durch eine unheilbare Krankheit immer fremdartiger und unbegreiflicher wurde.

8. Literaturverzeichnis

8.1 Internetquellen

Einleitung. Statistische Zahlen. Verfügbar unter: https://www.deutsche-alzheimer.de/fileadmin/alz/pdf/factsheets/infoblatt1_haeufigkeit_demenzerkrankungen_dalzg.pdf. Zugriff am 20.10.2015

Einleitung. Vorausberechnung der Bevölkerungsentwicklung der Bundesrepublik bis 2030. Verfügbar unter: http://www.alzheimerinfo.de/alzheimer/zahlen/. Zugriff am: 20.10.2015

Einleitung. Zitat. Verfügbar unter: http://www.aphorismen.de/zitat/14721. Zugriff am 20.10.2015

Entdeckung der Erkrankung. Alois Alzheimer. Verfügbar unter: https://www.dasgehirn.info/entdecken/Kopf_und_Inhalt/alois-alzheimer-2013-irrenarzt-mit-mikroskop-7907. Zugriff am 28.10.2015

Entdeckung der Erkrankung. Alois Alzheimer. Biographie. Verfügbar unter: https://www.dasgehirn.info/entdecken/Kopf_und_Inhalt/alois-alzheimer-2013-irrenarzt-mit-mikroskop-7907. Zugriff am 28.10.2015

Entdeckung der Erkrankung. Alois Alzheimer. Zitat. Verfügbar unter: https://www.dasgehirn.info/entdecken/Kopf_und_Inhalt/alois-alzheimer-2013-irrenarzt-mit-mikroskop-7907. Zugriff am 28.10.2015

Krankheitsentstehung. Genetische Grundlagen. Verfügbar unter: https://www.alzheimer-forschung.de/alzheimer-krankheit/aktuelles.htm?showid=3206. Zugriff am 20.11.2015

Krankheitsentstehung. Genetische Grundlagen. Verfügbar unter: http://www.klinikum.uni-muenchen.de/Klinik-und-Poliklinik-fuer-Psychiatrie-und-Psychotherapie/de/forschung/alzheimergz/forschung/genetik.html. Zugriff am 20.11.2015

Krankheitsentstehung. Genetische Grundlagen. Verfügbar unter: http://www.aerztezeitung.de/medizin/krankheiten/demenz/article/494985/a poe4-erhoeht-nicht-nur-alzheimerrisiko.html. Zugriff am 20.11.2015

Krankheitsentstehung. Genetische Grundlagen. Verfügbar unter: http://www.aerztezeitung.de/medizin/krankheiten/demenz/article/494985/a poe4-erhoeht-nicht-nur-alzheimerrisiko.html. Zugriff am 20.11.2015

Krankheitsentstehung. Histopathologische Veränderungen. Verfügbar unter: http://www.trillium.de/fileadmin/user_upload/News_ePubs/Fachartikel/201 3/grimmer_e-pub.pdf. Zugriff am 20.11.2015

Krankheitsentstehung. Histopathologische Veränderungen. Verfügbar unter: http://www.medizinfo.de/kopfundseele/alzheimer/organveraenderungen.sh tml. Zugriff am 20.11.2105

Krankheitsentstehung. Histopathologische Veränderungen. Verfügbar unter: https://www.alzheimer-forschung.de/alzheimer-krankheit/illustrationen_veraenderung.htm. Zugriff am 20.11.2105

Krankheitsentstehung. Histopathologische Veränderungen. Grafik. Verfügbar unter: https://www.alzheimer-forschung.de/images/user-images/alzheimer-krankheit/illustrationen/Veranderungen_im_Laufe_der_Alzheimer-Krankheit_gross.jpg. Zugriff am 20.11.2015

Neuropsychologische Diagnostik. Bildgebende Verfahren. Verfügbar unter: http://www.spiegel.de/gesundheit/diagnose/alzheimer-hirnstoffwechsel-laesst-fruehe-diagnose-zu-a-931056.html. Zugriff am 12.11.2015

Neuropsychologische Diagnostik. Diagnostik Alzheimer. Verfügbar unter:
https://www.alzheimer-forschung.de/alzheimer-krankheit/diagnose.htm.
Zugriff am 12.11.2015

Neuropsychologische Diagnostik. Diagnostische Verfahren. Verfügbar
unter: http://www.netdoktor.de/Krankheiten/Alzheimer/Diagnose/. Zugriff
am 12.11.2015

Neuropsychologische Diagnostik. Neuropsychologische Testverfahren.
Verfügbar unter: http://memory-
praxis.de/Index2.htm#Neuropsychologische%20Diagnostik. Zugriff am
12.11.2015

Neuropsychologische Diagnostik. Neuropsychologische Testverfahren.
Verfügbar unter: https://books.google.de/books?id=eArJwYgOt-
AC&pg=PA458&lpg=PA458&dq=g%C3%A4ngige+neuropsychologische+
Testverfahren+bei+Alzheimer&source=bl&ots=fWPhxgYNUv&sig=VXWsg
dcmESzWg8FrsjvipzNd6A0&hl=de&sa=X&ved=0ahUKEwjpt_3t1L3JAhW
BnhQKHbmZC6kQ6AEIKzAC#v=onepage&q=g%C3%A4ngige%20neurop
sychologische%20Testverfahren%20bei%20Alzheimer&f=false. Zugriff
am: 02.12.2015

Neuropsychologische Diagnostik. MMST. Verfügbar unter:
http://www.pflegedienst-aml.de/media/mmst-test.pdf. Zugriff am
02.12.2015

Neuropsychologische Diagnostik. MMST. Verfügbar unter:
http://www.testzentrale.de/programm/mini-mental-status-test.html. Zugriff
am 02.12.2015

Neuropsychologische Diagnostik. Uhrzeiten-Test. Verfügbar unter:
http://www.neuronation.de/demenz/der-demenz-test. Zugriff am
02.12.2015

Neuropsychologische Diagnostik. ADAS-cog. Verfügbar unter: http://alzheimers.about.com/od/testsandprocedures/a/What-Is-The-Alzheimers-Disease-Assessment-Scale-Cognitive-Subscale.htm. Zugriff am 02.12.2015

Neuropsychologische Diagnostik. ADAS Testinhalt. Verfügbar unter: http://www.scielo.br/scielo.php?script=sci_arttext&pid=S0100-879X2001001000009. Zugriff am 02.12.2015

Neuropsychologische Diagnostik. CERAD-Testbatterie. Verfügbar unter: http://www.franke-stendal.de/WS0910/M.Sc.I.4-2009-2010/Demenzdiagnostik_hebing_menschner.pdf. Zugriff am 02.12.2015

Neuropsychologische Diagnostik. CERAD-Testbatterie Auswertung und Interpretation. Verfügbar unter: https://www.memoryclinic.ch/de/main-navigation/neuropsychologen/cerad-plus/auswertungprogramme/cerad-plus-online/. Zugriff am 14.01.2016

Neuropsychologische Diagnostik. SKT. Verfügbar unter: https://books.google.de/books?id=l-aHBwAAQBAJ&pg=PA116&lpg=PA116&dq=SKT+alzheimer&source=bl&ots=7oAAj_kWy-&sig=V2O09EMkWUFgiemNytrn7VRgabY&hl=de&sa=X&ved=0ahUKEwjAq_PS2r3JAhVE1hQKHeBYAocQ6AEITzAH#v=onepage&q=SKT%20alzheimer&f=false. Zugriff am 02.12.2015

Symptomatik und Verlauf. Symptomatik. Verfügbar unter: http://www.alzheimerinfo.de/alzheimer/symptome/index.jsp. Zugriff am 28.11.2015

Symptomatik und Verlauf. Frühstadium. Verfügbar unter: http://www.alzheimer.de/alzheimer/alzheimer/verlauf/fruehstadium.html. Zugriff am 29.11.2015

Symptomatik und Verlauf. Mittleres Stadien. Verfügbar unter: http://www.alzheimer.de/alzheimer/alzheimer/verlauf/mittleresstadium.html . Zugriff am 29.11.2015

Symptomatik und Verlauf. Endstadium. Verfügbar unter: http://www.alzheimer.de/alzheimer/alzheimer/verlauf/spaetstadium.html. Zugriff am 29.11.2015

Pharmakotherapie. Antidementiva. Verfügbar unter: https://www.alzheimer-forschung.de/alzheimer-krankheit/behandlung.htm. Zugriff am 19.11.2015

Pharmakotherapie. Antidementiva. Verfügbar unter: http://www.pharmazeutische-zeitung.de/?id=6531. Zugriff am 19.11.2015

Pharmakotherapie. Antidementiva. Verfügbar unter: http://www.onmeda.de/Wirkstoffgruppe/Antidementiva.html. Zugriff am 19.11.2015

Pharmakotheraie. Antidementiva. Galantin. Verfügbar unter: http://www.pharmazeutische-zeitung.de/index.php?id=pharm5_07_2002. Zugriff am 30.11.2015

Pharmakotherapie. Antidepressiva. Verfügbar unter: http://www.demenz-leitlinie.de/pflegende/Therapie/Nicht-kognitiv/Depr.html. Zugriff am 24.01.2015

Pharmakotherapie. Antidepressiva. Citalopram. Verfügbar unter:

Pharmakotherapie. Antidepressiva. Citalopram. Verfügbar unter. http://www.kompendium-news.de/2012/07/antidepressiva-depressionsbehandlung-im-hoheren-lebensalter-und-bei-demenz/. Zugriff am 24.01.2015

Pharmakotherapie. Neuroleptika. Verfügbar unter: https://www.alzheimer-forschung.de/alzheimer-krankheit/behandlung.htm. Zugriff am 24.01.2015

Pharmakotherapie. Neuroleptika. Verfügbar unter: http://www.wegweiser-demenz.de/informationen/medizinischer-hintergrund-demenz/behandlung-und-therapie/medikamentoes.html. Zugriff am 24.01.2015

Pharmakotherapie. Neuroleptika. Wirkstoffmechanismus. Verfügbar unter: http://www.pharmazeutische-zeitung.de/?id=47111. Zugriff am 24.01.2015

8.2 Literaturquellen

Bickel, H.: Demenzen im höheren Lebensalter. Schätzungen des Vorkommens und der Versorgungskosten. In: Zeitschrift für Gerontologie und Geriatrie 34 (2001), 108 –115. Zugriff am: 29.11.2015

Heyman A, Wilkinson WE, Stafford JA, et al.: Alzheimer´s disease: a study of epidemiological aspects. Ann Neurol 15:335-341, 1984. Zugriff am 30.11.2015

Katzman, R.:The prevalence and malignancy of Alzheimer disease. A major killer. In: Archives of Neurology 33 (1976), 217–218. Zugriff am 29.11.2015

Lind, S. (2000): Umgang mit Demenz. Wissenschaftliche Grundlagen und praktische Methoden. Ergebnisse einer Literaturrecherche und Sekundäranalyse der Fachliteratur in internationalen Pflegezeitschriften zur psychogeriatrischen Pflege und Betreuung Demenzkranker. Erstveröffentlichung: Stuttgart: Paul-Lempp-Stiftung 2000. Zugriff am 01.12.1015

Reisberg B., Ferris S.H., Franssen E., Schulman E.,Monteiro I., Sclan S.G., Steinberg G., Kluger A., Torossian C.L., de Leon M.J., Laska E. (1996b) Mortality and temporal course of probable Alzheimer`s disease: A five-year prospective study. Int Psychogeriatr 8, 291-311. Zugriff am 30.11.2016

Riley, K. P. / Snowdon, D. A. / Markesbery, W. R.:Alzheimer's neurofibrillary pathology and the spectrum of cognitive function: Findings from the Nun Study. In: Annals of Neurology 51(2002), 567–577. Zugriff am 30.11.2015

Schneider,J.A./Wilson,R.S./Bienias,J.L./Evans,D.A./Bennett,D. A.:Cerebral infarctions and the likelihood of dementia from Alzheimer disease pathology. In: Neurology 62 (2004), 1148 –1155. Zugriff am 30.11.2015

Scheuner D., Eckman C., Jensen M., Song X., Citron M., Suzuki N., Bird T.D., Hardy J., Hutton M., Kukull W., Larson E., Levy-Lahad E., Viitanen M., Peskind E., Poorkaj P., Schellenberg G., Tanzi R., Wasco W., Lannfelt L., Selkoe D., Younkin S. (1996) Secreted amyloid beta-protein similar to that in the senile plaques of Alzheimer's disease is increased in vivo by the presenilin 1 and 2 and APP mutations linked to familial Alzheimer's disease. Nat Med. 2 (8), 864-870. Zugriff am 29.11.2015

Sink, K. M. / Holden, K. F. / Yaffe, K.:Pharmacological treatment of neuropsychiatric symptoms of dementia. A review of the evidence. In: Journal of the American Medical Association 293(2005), 596 – 608. Zugriff am 01.12.2015

Thalmann B, Monsch A.U. (1997) CERAD. The Consortium to Establish a Registry for Alzheimer's Disease. Neuropsychologische Testbatterie. Basel: Memory Clinic Basel. Zugriff am 30.11.2015

Trepel M. (1999) Neuroanatomie: Struktur u. Funktion. 2. überarb. Aufl. - München [u.a.]: Verlag Urban & Fischer, 196-201. Zugriff am 01.12.2015

Yamaguchi H., Nakazato Y., Shiji M., Ihara Y. , Hirai S. (1992) Ultrastructure of the neuropil threads in the Alzheimer brain: their dendritic origin and accumulation in the senile plaques. Acta Neuropathol 80, 368-374. Zugriff am 30.11.2015

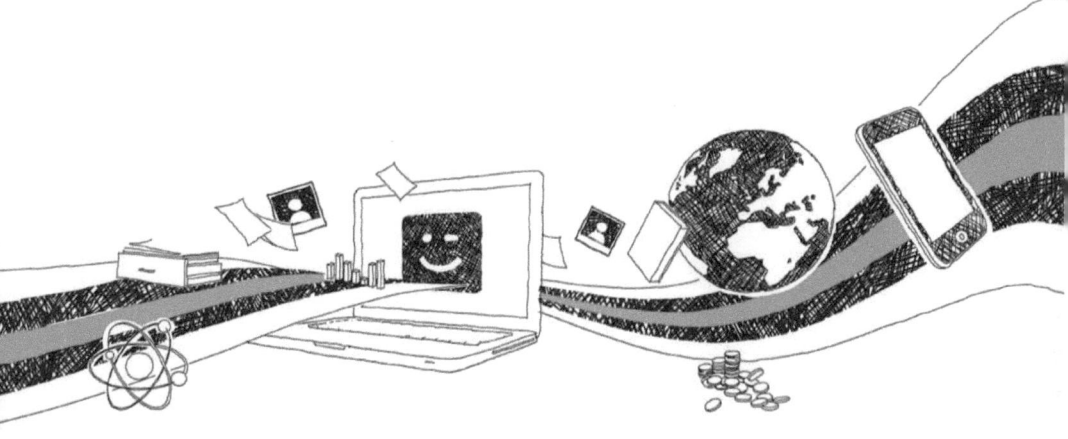
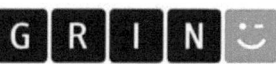